MÉMOIRE

SUR

LES PROPRIÉTÉS DE LA LIQUEUR STOMACHIQUE

ANTI-GOUTTEUSE ET DIGESTIVE

DU DOCTEUR VILLETTE.

MÉMOIRE

SUR LES PROPRIÉTÉS

DE LA

LIQUEUR STOMACHIQUE

ANTI-GOUTTEUSE ET DIGESTIVE

DE M. LE DOCTEUR VILLETTE,

Ex-Chirurgien Major d'Hôpitaux civil et militaire, ancien Inspecteur-Général des Hôpitaux des armées de Rhin-et-Moselle, etc., etc.

> Nous avons besoin de remedes pour reveiller les sens, comme pour chasser les mauvaises humeurs
>
> (Chancelier Bacon).

Prix : 1 franc.

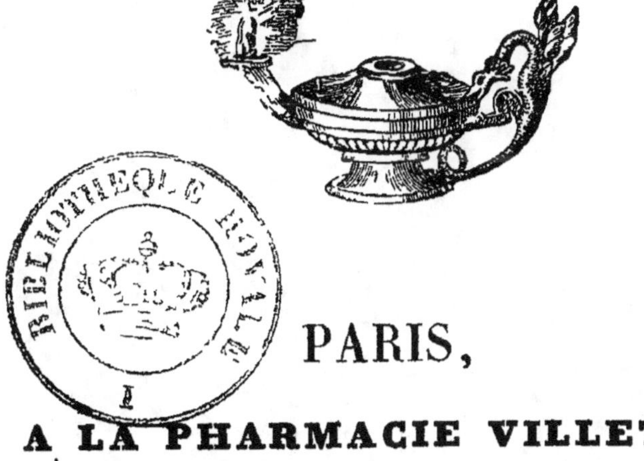

PARIS,

A LA PHARMACIE VILLETTE,

RUE DE SEINE, N° 87, VIS-A-VIS LE MARCHÉ SAINT-GERMAIN.

—

1840.

RAPPORT

FAIT A LA SECTION DE MÉDECINE ET DE PHARMACIE

DE LA

SOCIÉTÉ DES SCIENCES PHYSIQUES ET CHIMIQUES

DE FRANCE,

SUR LES PROPRIÉTÉS

DE LA

LIQUEUR STOMACHIQUE ANTI-GOUTTEUSE ET DIGESTIVE

De M. le Docteur Villette. *

Il en est souvent des meilleurs remèdes comme de certains ouvrages didactiques : ils s'accréditent en dépit de l'envie, et se maintiennent dans l'estime publique tant que vit l'homme ingénieux, et expérimenté qui en dota la science ; mais, celui-ci vient-il à mourir, tout aussitôt la cupidité s'en empare comme de choses faisant partie d'une succession ouverte à tous, puis la maladresse et la parcimonie

---

* Préparée par son fils, pharmacien, rue de Seine Saint-Germain, n° 87, ainsi que les autres remèdes détaillés au rapport.

les dénaturent, les falsifient ; vient ensuite le charlatanisme, qui les remplace effrontément par des préparations inefficaces et quelquefois dangereuses; combien de découvertes en médecine dont il ne nous reste même après un laps de temps assez court, que des descriptions, des formules ou des recettes enfouies dans nos archives, où elles demeurent en paix jusqu'à ce que, soulevant la poussière qui les dérobent à l'attention publique, un homme, plus avide de gain que de savoir, en fasse son profit pour rétablir dans la thérapeutique ces remèdes rajeunis d'un nom nouveau. Tel a été, depuis Hippocrate, le sort de bien des remèdes, et telle est, en abrégé, l'histoire de beaucoup de prétendues découvertes modernes. Tel aurait pu être le sort des remèdes inventés par M. le docteur Villette, s'il n'avait trouvé dans son fils un scrupuleux continuateur.

La destinée de la *Liqueur stomachique antigoutteuse digestive du docteur Villette*, et de son *Électuaire purgatif de gayac* (1), a été brillante dès

---

(1) Compositions qui datent de 1807.

le principe; depuis, le temps a sanctionné irrévo-
cablement ce qui d'abord pouvait être considéré
comme une vogue due à quelques succès éclatans
que la renommée seule publiait; M. Villette, labo-
rieux et consciencieux praticien, expérimentait en
silence sur les heureux effets de ses opérations, la
publicité vînt en quelque sorte le chercher malgré
lui, et les récompenses du gouvernement impérial
honorèrent le savant modeste qui avait enrichi la
thérapeutique de nouveaux agens contre cette
cruelle maladie, qui frappe si souvent à la porte
du riche, sans épargner l'humble demeure du
pauvre.

Chargé par la Société d'examiner si ces remèdes
anti-goutteux et digestifs étaient encore à la hauteur
de la science, et s'ils n'avaient point été depuis dé-
passés par quelques découvertes plus récentes, nous
devons dire tout d'abord que malgré la prétention
affectée par quelques-uns, rien encore jusqu'à ce
jour n'a pu effacer la réputation méritée de la liqueur Villette, qui sera long-temps encore placée
au nombre des remèdes héroïques et spéciaux.
Avant de vous faire connaître notre opinion, nous

devons, messieurs, vous faire connaître celles de
nos devanciers sur les préparations qui sont l'objet
de ce rapport.

D'après les ordres de M. le ministre de l'Intérieur,
une commission, composée du premier médecin du
roi, de MM. Chaussier père, Duméril, Deyeux, tous
trois professeurs de la Faculté de Médecine de
Paris, membres de l'Institut et de l'Académie royale
de Médecine, fut chargée d'examiner les préparations médicales du docteur Villette; cette commission s'exprimait ainsi :

» La liqueur stomachique anti-goutteuse diges-
» tive, ainsi que l'Électuaire purgatif de gayac,
» forment la base essentielle du traitement prescrit
» par M. le docteur Villette. Ce traitement, con-
» forme aux principes de l'art, convient spéciale-
» ment dans les affections goutteuses chroniques,
» et peut être considéré comme un moyen efficace
» d'en rendre les accès moins fréquens et moins in-
» tenses; il paraît même que l'usage de ces remèdes,
» bien dirigé et secondé d'un régime convenable,
» pourrait, à la longue, détruire l'affection arthri-
» tique, car ces remèdes tendent essentiellement à

» prévenir la délibitation de l'estomac, à en soutenir

» l'action et à entretenir la transpiration cutanée,

» deux choses auxquelles les médecins apportent

» toujours la plus grande attention.

» La liqueur stomachique, en particulier, peut

» être employée avec avantage contre les affections

» vénériennes, surtout lorsqu'elles sont compli-

» quées avec une disposition scorbutique.....

» ..... On doit louer le zèle de M. Villette, et les

» efforts qu'il a fait pour réunir dans ses prépa-

» rations ou dans ses ouvrages tout ce qui a paru le

» plus propre au traitement des personnes affec-

» tées de la goutte.

» La commission estime qu'il convient de lui

» accorder une récompense, etc., etc. »

Sur les conclusions de ce rapport, exprimant les vœux que l'auteur fût récompensé pour la composition de ses remèdes, *un décret impérial assure à M. Villette la juste et honorable récompense qui lui était due;* nous lisons d'ailleurs dans un ouvrage consacré au même sujet : « l'efficacité de ce remède,

» ou plutôt de cette liqueur agréable et digestive, est

» donc chose avérée, reconnue par les corps savans

» et confirmée par une expérience de trente-cinq
» ans ; nous étendre davantage sur ce sujet serait
» chose superflue, nous nous bornerons à indiquer
» ici les différentes affections pour la guérison des-
» quelles son usage est salutaire :

» 1° Débilitation de l'estomac ;

» 2° Aigreurs de l'estomac ;

» 3° Digestion pénible ;

» 4° La goutte, à ses divers degrés ;

» 5° Les rhumatismes chroniques.

» Elle accélère la coction des alimens.

» Elle provoque les secrétions naturelles.

» Elle maintient et provoque la transpiration.

» Elle épure la masse du sang.

» Par sa vertu *tonique et régénératrice*, la li-
» queur stomachique ranime les forces vitales et *les*
» *rend plus viriles*, ce qui en rend l'usage précieux
» aux personnes affaiblies, soit par des maladies,
» soit par des veilles, soit par des excès ; à celles
» qui ont d'anciennes maladies chroniques ou véné-
» riennes, aux paralytiques, aux asthmatiques et
» aux femmes qui sont à l'époque *dite critique ;*

» aux jeunes personnes dont la menstruation est
» difficile, etc., etc.

» *Les doses de la liqueur* varient suivant l'âge,
» le sexe, la force, le tempérament, les complica-
» tions des maladies, etc., etc. En général, un
» homme adulte peut en prendre un petit verre à
» liqueur cinq minutes avant son dîner, et un
» deuxième verre immédiatement après.

» L'homme qui est doué d'une faible constitution
» doit diminuer les doses de moitié. Une femme
» peut en prendre une cuillerée à bouche avant le
» dîner et une autre dose après; si elle est d'une
» faible constitution, elle diminuera les doses de
» moitié. »

M. le docteur Villette était du nombre de ces
médecins à-la-fois consciencieux et zélés qui, après
avoir parcouru leur carrière avec distinction, s'at-
tachent à résumer tout ce qu'ils ont acquis d'une
longue expérience. Le traitement des affections arthritiques, telle fut la spécialité de son choix. Nous
ne le suivrons pas à travers une pratique de plus
de quarante années marquée par beaucoup de cures
remarquables qu'il a publiées, et par des opérations

dont se fussent enorgueillis peut-être les grands maîtres, auxquels la confiance des malades l'adjoignit tant de fois. Notre but n'est point de faire son panégyrique, nous n'avons eu d'autre intention que celle de signaler à l'attention de la Société les propriétés de la liqueur stomachique anti-goutteuse et digestive, mission délicate, il est vrai, mais qu'une sorte de conviction pleine et entière nous a fait accepter avec d'autant moins d'hésitation, qu'il s'agissait tout simplement, pour nous, de commenter le rapport d'une commission spéciale, composée de médecins recommandables par leurs lumières, tels que l'illustre *Chaussier*, dont le nom réveille tant de glorieux souvenirs, le savant professeur Duméril, etc.

Dans la troisième édition de son ouvrage sur les affections goutteuses et rhumatismales, M. le docteur Villette, passant en revue les théories de ses principaux devanciers, signale à l'attention du lecteur, la presque unanimité de leur accord sur la nature et sur les causes de ces affections, mais en même temps il y exprime le regret de n'avoir trouvé dans ces théories aucun système raisonné de médication; de là, chez notre estimable confrère, ce zèle d'observation et d'expérimentation qui, guidé par la prudence, l'avait conduit à des résultats *conformes aux principes de l'art*. Nous venons de voir ce que l'art exigeait de la liqueur stomachique en particulier, et ce qu'en général il exige de tout remède réputé spécifique ; mais il ne sera peut-être pas inutile de consigner ici quelques-unes des notions, dont l'ensemble forme la base de la théorie de l'auteur sur les affections arthritiques.

« Le rhumatisme et la goutte, si long-temps con» fondus entre eux, ont pour principe immédiat, » commun, la *matière perspirable*, *répercutée*, sur » des points différens. Cette répercussion est, dans » l'une comme dans l'autre affection, déterminée » par le rétrécissement des pores, phénomène qui, » dans le cas de goutte, procède ordinairement du » *délabrement de l'estomac.*

» L'interception de la matière perspirable déter» mine chez les goutteux, entre autres accidens, » l'*état pléthorique*, les *empâtemens obstructeurs*, » les *dépôts*, etc., etc., et qu'il est urgent d'attaquer » par les purgatifs de gayac.

» De ces trois simples notions, il appert évidem-
» ment qu'un *spécifique contre la goutte doit être*
» *à la fois tonique , digestif, sudorifique et pur-*
» *gatif.* Voilà ce que l'art exigeait de la liqueur sto-
» machique et anti-goutteuse ; voilà ce que les pra-
» ticiens y ont reconnu, ce qu'ont trouvé constam-
» ment cette foule de personnes qui lui doivent, les
» uns, leur guérison , les autres, tout ce qu'elles
» pouvaient espérer de soulagement , eu égard à la
» gravité de leur mal. »

Ayant ainsi fait connaître l'opinion généralement
établie sur les remèdes dont on doit la composition
à M. le docteur Villette, il nous reste à parler de
son fils, qui se présente comme son continuateur ;
M. Villette a soumis à notre examen les médicamens
exécutés d'après les formules de son père qui lui a
transmis, avec sa pensée intime, tous les perfection-
nemens qu'il avait lui-même successivement apporté
dans la composition ou fabrication de ses remèdes.
M. Villette nous a confié les formules elles-mêmes,
et nous les avons exécutées avec la plus scrupuleuse
exactitude, et *nous n'y avons rien trouvé qui put*

d'aucune manière être nuisible a la santé. C'était un point important pour nous.

Il ne nous suffisait pas d'avoir étudié, sous leurs rapports physiques, les médicamens soumis à notre examen, il fallait encore soumettre leur action à une consciencieuse expérimentation, à cet effet, nous avons prié nos honorables collègues, MM. Fabré-Palaprat, Razimbeau, Morand, Delvise, tous docteurs en médecine et membres de la Société, de vouloir bien chacun, dans leur pratique particulière, se livrer à des essais comparatifs, et nous avons attendu, pour vous faire ce rapport, qu'une année d'expérimentations soit venue éclairer notre opinion sur l'efficacité des remèdes Villette ; aujourd'hui nous pouvons vous dire que cette opinion, assise sur leur expérience, est unanimement favorable. La liqueur stomachique et anti-goutteuse est non seulement un bon médicament, d'un usage facile et commode, mais encore une liqueur extrêmement agréable, qui ne serait déplacée sur aucune table comme objet de consommation sensuelle ; nous avons cru devoir, en examinant la nature et la composition des remèdes dus au docteur Villette, nous occuper également d'un médicament auxiliaire qui a aussi une grande importance dans le traitement des maladies arthritiques. Nous voulons parler d'un topique ou sparadrap particulier (1), dont la composition est due à l'un de nos collègues, et qu'il emploie depuis long-temps avec succès dans sa pratique particulière ; ce sparadrap a pour objet de favoriser toute excrétion morbide, son effet est très-remarquable pour rappeler à la peau, ou remplacer au besoin les anciennes affections cutanées, dont la suppression ou la repercussion causent souvent de si grands ravages ; cet ensemble de médications nous a paru sagement combiné, on doit en obtenir d'excellens effets, surtout si, comme M. Villette nous en a témoigné l'intention, il en confie la direction aux soins d'un homme de l'art exercé spécialement dans ces sortes de matières, car les meilleurs remèdes administrés sans guide peuvent devenir dangereux dans leur application. C'est ce qui a fait dire à l'illustre Bacon : *l'efficacité des remèdes dépend de leur application.*

---

(1) La composition de ce sparadrap sera publiée dans le journal de la société.

M. Villette est un pharmacien honorablement connu ; ses travaux en chimie pratique l'avaient déjà signalé à votre attention, et nous vous proposons , comme un témoignage ostensible de satisfaction et d'encouragement, de l'admettre au nombre des membres actifs résidens de la Société.

Signé : BESUCHET,
JULIA DE FONTENELLE, -
DUNOYER.

La Société, après avoir entendu la lecture du présent rapport, en adopte à l'unanimité les conclusions.

Pour copie conforme :

LE SECRÉTAIRE-GÉNÉRAL ,
JULIA DE FONTENELLE.

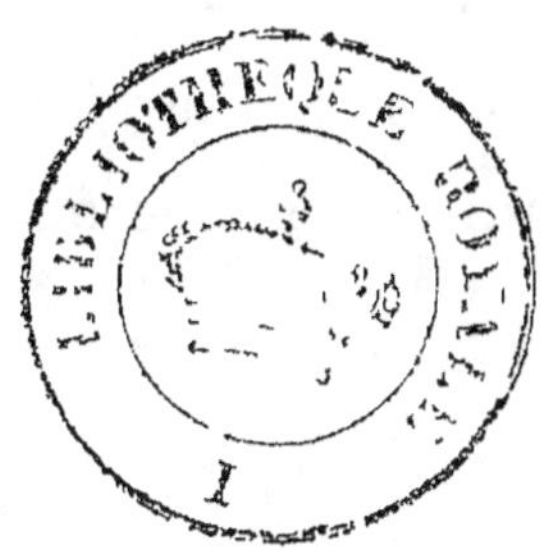

RENSEIGNEMENS NÉCESSAIRES

POUR

LES CONSULTATIONS.

1° L'âge ; 2° le sexe ; 3° le tempérament ; 4° si c'est une femme, a-t-elle eu des enfans, vivent-ils ; 5° l'estomac fait-il bien ses fonctions ; 6° le ventre est-il libre ; 7° quelles sont les maladies antécédentes ; 8° l'opinion des médecins sur la maladie actuelle ; 9° quelles sont les douleurs, leur siége et leur nature ; sont-elles plus fortes la nuit que le jour ? 10° donner des détails sur les causes ou accidens qui ont produit la maladie, ainsi que sur les habitudes, la profession et la manière de vivre du malade.

Ayant senti toute l'importance que devait acquérir l'usage de la liqueur stomachique , ainsi

que de l'Électuaire purgatif de feu mon père,
pour prévenir et combattre les maladies arthritiques et les maladies des voies de la digestion, et
en même temps la nécessité que leur administra-
tion fût bien dirigée, j'ai dû faire choix parmi les
plus honorables praticiens de la capitale, de celui
dont la pratique étendue, jointe au savoir et a l'expérience sur les maladies goutteuses et rhumatismales, pût être une garantie pour les malades et le
plus propre à continuer la nombreuse correspon-
dance de mon père; à ma sollicitation, M. le docteur Besuchet, auteur de plusieurs ouvrages sur
les maladies des organes de la digestion et autres
affections chroniques, a bien voulu se charger de
diriger les malades par ses conseils; il le fera
d'autant mieux que depuis long-temps il a fait une
étude toute particulière de la méthode de mon
père ; les malades peuvent donc s'adresser soit à
lui (1), soit à moi ; il leur sera répondu très-exac-
tement. *(Affranchir.)*

J. VILLETTE, Pharmacien,
Rue de Seine, 87.

---

(1) M. le docteur Besuchet, chevalier de l'ordre de la Légion-d'Hon-

AVIS TRÈS-IMPORTANT.

J'ai cru devoir, dans l'intérêt des malades, les avertir, 1° que chaque bouteille est revêtue de deux étiquettes, sur l'une d'elles est apposée ma signature à la main ; 2° que le cachet incrusté sur la bouteille doit être parfaitement semblable à celui que porte la cire qui scelle le bouchon, et où se trouve mon adresse ; 3° enfin, les prier de ne point laisser sur les bouteilles vides, les présentes étiquettes, dans la crainte que la fraude n'en fasse un mauvais usage pour des contrefaçons vicieuses.

PRIX :

La liqueur stomachique, 8 fr. la bouteille.
L'Électuaire purgatif,   7 fr. le pot.

---

neur, médecin des écoles du septième arrondissement de la ville de Paris, membre de la societe royale des sciences d'Anvers, etc., etc., rue des Quatre-Fils, n° 9, à midi, tous les jours, dimanches et fêtes exceptés.

ÉLECTUAIRE PURGATIF DE GAYAC DULCIFIÉ,

DÉPURATIF ANTI-GOUTTEUX.

Cet Électuaire, dont l'effet est d'entretenir la liberté du ventre, d'augmenter la volatilité de la liqueur anti-goutteuse et de la rendre plus propre à atténuer et à neutraliser le principe morbifique, doit commencer le traitement de toutes les affections rhumatismales et goutteuses.

MANIÈRE DE S'EN SERVIR.

Le malade en prendra pendant huit jours, soit le matin à jeûn, soit le soir en se couchant, gros comme une petite noisette pour les hommes, un peu moins pour les femmes, et la moitié d'une noisette pour les enfans. Après chaque dose d'Électuaire, on prendra une dose de la liqueur stomachique relative à l'âge et au sexe. Ces doses pourront être augmentées ou diminuées suivant le tempérament du malade, et l'effet qu'il obtiendra du remède qui procurera une légère évacuation, toujours utile et nécessaire dans le genre d'affections contre lesquelles nous le recommandons. Les malades ne manqueront pas de se purger une fois par mois, l'Électuaire doit être encore leur purgatif de préférence, ils en prendront alors le double de la dose ordinaire ; ce jour-là, ils boiront dans la matinée du bouillon gras coupé, ou du bouillon aux herbes, ou du thé léger.

L'Électuaire se prend divisé en bols enveloppés dans du pain enchanté ou dans de la pomme cuite, ou un pruneau, et boire par dessus une tasse de thé léger. Lorsque, par l'effet du temps, il devient trop dur, ce qui ne lui retire rien de ses propriétés, il faut l'arroser avec un peu d'eau miellée.

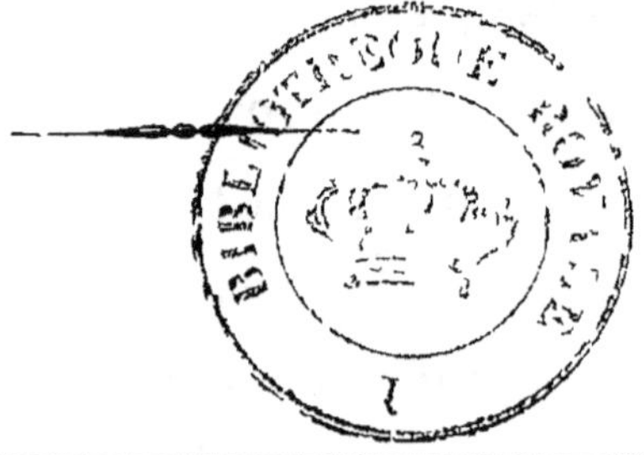

PARIS. — IMPRIMERIE DE BEAULÉ,

Rue François Miron, N° 8, derrière l'Hôtel-de-Ville.